AF341129

NOTICE

SUR LES BESTIAUX

Leurs Çonformité, Maladies, Nourriture, Habitation, Santé, etc.

RENSEIGNEMENTS PRÉCIEUX
Pour connaître les bonnes vaches laitières

Définition du genre bœuf.

Le bœuf est un mammifère ruminant, dépourvu de dents incisives à la mâchoire supérieure. La mâchoire inférieure en porte huit en forme de palettes et rangées régulièrement. Le nombre total de dents est de trente-six dont vingt-quatre grosses molaires, quatre petites molaires supplémentaires, et les huit incisives. — La tête, terminée par un large mufle, est armée de deux cornes en forme de croissant. Les mamelles inguinales sont au nombre de quatre. — Le pied est fourchu, et derrière les sabots sont des onglons. — La queue est terminée par un flocon de poils. — Les animaux appartenant à cette classe sont en général de grande taille.

Age auquel on peut faire travailler un bœuf. — Manière de dompter les taureaux et les bœufs rétifs.

Ce n'est guère que vers la fin de la troisième année qu'on peut mettre un bœuf au travail, mais il n'a pas encore acquis toute sa force, et ce n'est qu'un an après qu'on peut en tirer tout le parti possible.

Jusqu'à la dixième année au plus, on peut en tirer un bon service. Passé ce temps, il devient lent et paresseux, et on doit le consacrer à l'engrais.

Beaucoup d'agriculteurs ne tiennent leurs bêtes au travail, que durant deux ou trois années, puis les travaux des semailles terminés on les engraisse.

Nous ne prononcerons pas entre tous ces systèmes, les uns et les autres présentent de l'avantage ; car plus un bœuf est livré jeune à l'engrais, plus il profite, et plus sa chaire est délicate.

Sur l'âge des étalons.

Lorsqu'un cultivateur ne fait couvrir ses vaches que pour avoir du lait et des veaux qu'il enverra jeunes à la boucherie, il peut employer des étalons de dix-huit mois à deux ans ; mais s'il veut propager une race propre, soit au travail, soit à être engraissée pour fournir beaucoup de viande, il ne doit employer que des étalons de trois ans. Les femelles pourront avoir six mois, ou même un an de moins.

Quand au nombre de vaches à couvrir, on n'en doit pas donner annuellement plus de cinquante à un taureau si on veut le conserver en bon état.

Éducation des veaux.

Durant les cinq ou six premiers jours après la mise-bas, on ne retire pas le veau d'auprès de sa mère, surtout durant l'hiver, et on le laisse téter à discrétion. Après ce temps, on le sépare dans la même étable, ou dans une étable différente, afin qu'il ne téte que lorsqu'on le juge convenable. Quand la vache est nourrie au pàturage, on retient le veau à l'étable, et il ne téte alors qu'une fois le matin et une fois le soir.

Les veaux qu'on destine à devenir taureaux-étalons, ceux dont on veux faire de robustes travailleurs, doivent téter jusqu'à six mois.

Lorsqu'on les sèvre, on ne doit pas les mettre immédiatement au régime du fourrage sec. Si la saison ne permet plus de les conduire dans les pacages, on les nourrit avec des soupes légères qu'on entremêle de fourrage sec, en leur donnant de préférence le plus tendre et le plus facile à digérer.

Il ne faut pas leur ménager la boisson, car les veaux sont généralement altérés après le sevrage.

Lorsque le lait de la mère est insuffisant pour nourrir le veau, ou que c'est une bonne laitière qu'on veut ménager, on la laisse moins téter par son petit, et on donne à celui-ci un supplément de nourriture, composé de lait bouilli et de pain, qu'on y a fait mitonner. On lui fait encore avaler des bouillies de farine de seigle, ou d'orge.

Incommodités et maladies des jeunes veaux.

Les veaux nouvellement sevrés sont sujets à la constipation. On leur donne d'abord quelques lavements émollients, ou bien on leur introduit un suppositoire de savon.

Lorsqu'au contraire, ils ont la diarrhée, on leur fait prendre quelques jaunes d'œufs dans du vin rouge, et on leur fait boire de l'eau dans laquelle on a mis des clous rouillés.

On laisse souvent téter trente ou quarante jours les veaux et les génisses que l'on destine aux bouchers.

Le veau de lait est celui qui n'a pas encore mangé de foin. On appelle veaux de rivière les veaux très-gros qui viennent de la Normandie, et particulièrement des environs de Rouen, où on les nourrit de lait.

Lorsqu'on veut élever des veaux et des génisses pour conserver la race, il faut prendre de préférence ceux qui sont nés de mars en juin. Plus tard, ils ne sont pas assez forts pour résister aux influences de l'hiver, qui altère leur constitution.

Lorsque le veau a été sevré et qu'on l'a accoutumé au fourrage en lui donnant un peu d'herbe et du foin très-fin, on le met, en été, depuis le matin jusqu'au soir, dans de bons pâturages, séparés de ceux de la mère, ou bien on lui met une muselière qui l'empêche de téter, mais non de paître. Toutefois, ces muselières ont l'inconvénient d'exposer les veaux à recevoir des coups de pieds de la vache qu'ils importunent et tourmentent.

Il faut, autant que possible, séparer les jeunes veaux, parce qu'ils sont sujets à deux tics pernicieux ; d'abord ils se lèchent mutuellement, il en peut résulter, dans leur estomac, des agrégations de poils, qui se feutrent, et forment des pelotes aplaties, qu'on nomme égagrophiles, et dont la présence occasionne le dépérissement de l'animal ; ensuite n'étant pas encore bien désaccoutumé de téter, ils se tètent mutuellement, autre cause de dépérissement.

Voici les signes principaux auxquels on reconnaît un veau de bonne race. Il doit être allongé, son dos horizontal et non concave ; ses hanches écartées, ses jambes droites et solides, ses jarrets larges et ses onglons forts.

La tête doit être courte et les oreilles longues.

Nourriture des bêtes bovines.

Deux systèmes sont en présence pour la nourriture du gros bétail. Suivant l'un, on le nourrit pendant l'été au pâturage, et pendant l'hiver, en France surtout, on le renferme et on le nourrit à l'étable ; suivant l'autre système, qu'on nomme stabulation perpétuelle, les bestiaux sont tenus continuellement à l'étable.

Pour ce dernier système, les étables doivent être vastes, bien construites et bien tenues, afin que la santé des bestiaux ne souffre pas de cette réclusion.

Les partisans de cette méthode ont considéré que la véritable richesse de l'agriculteur consiste dans l'abondance des engrais. Les engrais, a-t-on dit avec justesse, sont à la terre ce que la nourriture est à l'homme.

Les agriculteurs ont donc cherché à nourrir sur leurs fermes le plus grand nombre de bestiaux possible et à leur faire produire beaucoup de fumier. Or, la stabulation perpétuelle permet à la fois de nourrir une plus grande quantité de bestiaux, sur un espace de terre déterminé et en même temps de ne rien perdre de leur fumier. Les étables doivent donc être disposées de manière à recueillir facilement les déjections, et les litières converties en fumier. Il est évident que des vaches, qui ne sortent pas de l'étable, fournissent au moins un tiers de fumier de plus que si elles y passaient seulement la nuit.

Pâturages artificiels.

Les prairies artificielles sont plutôt employées pour la nourriture des moutons que pour celle du gros bétail. Cependant elles présentent de grands avantages pour celui-ci, et notamment pour l'élève. D'abord elles se fertilisent par l'engrais qui s'y amasse et que la culture de ces prairies répand et mêle au sol. On peut donc semer des fourrages annuels, tel que le sarrazin, les vesces, la spergule, que le gros bétail pâturera au moment de la floraison.

Toutefois, il est bon de ne pas abandonner un grand pâturage tout entier au bétail, mais on le divise par des clôtures en plusieurs parties, en sorte que lorsqu'une de ces parties a été pâturée, on fait entrer le bétail dans une autre ; et les plantes fourragères de la première ont le temps de repousser sans être foulées et piétinées par les animaux. On y remettra de nouveau le bétail, lorsque l'herbe aura atteint de 15 à 16 centimètres (6 pouces). L'herbe devenue trop forte et trop haute est rébutée par le bétail : il vaut mieux alors la faire faucher.

Par-dessus tout, il faut éviter de mettre les bestiaux au pâturage par un temps humide. L'herbe mouillée devient une nourriture nuisible et même dangereuse, elle est également nuisible lorsqu'elle est couverte de gelée blanche.

On ne doit jamais mettre dans un même pâturage d'autres animaux avec le gros bétail, et surtout avec des moutons, car l'herbe qui a été touchée par ceux-ci est rebutée par les bœufs ; mais voici la succession d'animaux que l'on peut mettre pâturer dans le même pacage : les bœufs d'engrais, ensuite les vaches laitières et des élèves, puis des chevaux, et enfin les moutons.

Dans les pays où la culture n'est qu'un accessoire, où l'on n'a pas un besoin d'une grande masse d'engrais, il est avantageux de laisser les bêtes passer la nuit au pâturage, pourvu que des haies, des arbres de clôture, leur permettent de s'abriter contre le vent et la pluie, et surtout qu'on les fasse rentrer à l'étable, lorsque le temps devient trop mauvais. Quant au jeune bétail, on ne peut le laisser la nuit au pâturage que lorsqu'il est au moins âgé de six mois.

Soins qu'exige la stabulation.

Les fourrages verts destinés au bestiaux doivent être coupés tous les jours, puis étendus dans un endroit couvert, afin qu'ils soient à l'abri du soleil et de la pluie. Il est essentiel de ne pas les tenir en tas, afin qu'ils ne s'échauffent point.

Lorsque les fourrages sont jeunes et aqueux, il est bon de les mélanger avec des fourrages secs et de hacher le tout avec le hache-paille.

Le hache-paille est un ustensile d'une nécessité absolue dans une exploitation agricole.

On peut ajouter au fourrage vert environ un kilogramme et demie de paille hachée, par bête. Outre l'économie considérable qui en résulte, cette nourriture est salutaire surtout dans les temps humides, où il est dangereux de donner une trop grande quantité de fourrage vert à la fois. Il est d'ailleurs préférable, dans toutes les circonstances, de distribuer ce fourrage par petites portions.

On doit principalement s'abstenir de faire boire les bestiaux immédiatement après leur repas, afin d'éviter la météorisation, il est bon de les abreuver une heure avant de leur donner le fourrage. On les fait boire d'ailleurs plus ou moins souvent, à proportion du fourrage sec qu'on leur donne. Quant au nombre de repas, on peut le réduire à deux, de trois heures chacun, un le matin et un le soir.

Une vache de bonne taille consomme environ 50 kilogrammes de fourrage vert par jour.

Explication du hache-paille.

Auge en bois, tenue par deux crochets à la machine et, à son extrémité opposée, par le pied avec une charnière.

La paille ou le foin jeté par poignées dans cet auge, est entraîné par des cylindres alimentaires qui l'amènent sous le tambour que fait tourner un homme avec une vitesse de 40 tours par minute.

Volant en fonte de fer, placé en dehors du bâti sur l'arbre du tambour, qui reçoit un pignon engrenant avec la roue Un homme le fait tourner au moyen de la manivelle

Nourriture d'hiver à l'étable.

On peut donner aux bêtes bovines des résidus de sucrerie de betteraves, de féculerie, mais il est bon d'y associer des choux, des racines et d'y ajouter un tiers de foin ou de paile hachée.

La pomme de terre crue renferme un suc délétère qui peut causer des accidents aux animaux qui n'y sont pas accoutumés. Il est donc bien préférable de les faire cuire mais ce moyen est coûteux ; on peut suppléer à l'effet de la cuisson, en leur faisant éprouver un commencement de fermentation. A cet effet on écrase, pour la nourriture de douze vaches, un hectolitre et demi de pommes de terre qu'on mélange avec deux hectolitres de paille hachée. On met le tout dans une cuve ; on verse dessus cinq sceaux d'eau, et on laisse fermenter la masse durant trois jours ; elle s'échauffe, et les pommes de terre se réduisent en une bouillie qui pénètre la paille hachée, et forme corps avec elle. Il faut toutefois éviter que la fermentation ne soit poussée trop loin.

On peut remplacer la paille hachée par du foin également haché, ou par du son, et l'on peut rendre ce mélange plus substantiel, en y joignant du grain moulu.

Une addition de sel aux pommes de terre crues, neutralise leur effet vireux. Il est d'ailleurs prouvé que le foin est favorable au bétail, et qu'il est avantageux de saupoudrer de cette substance les fourrages verts, les choux et les racines qu'on lui donne.

Pansement des bêtes bovines.

C'est une erreur trop répandue dans les campagnes de croire que le gros bétail n'a pas besoin d'être pansé. Son pansement est presque aussi utile que celui des chevaux, surtout pour les bêtes d'engrais et de trait. Aussi n'est-ce pas sans un sentiment bien pénible que, dans beaucoup de localités de la France, et même dans les environs de Paris, nous voyons des vaches dont la partie du corps sur laquelle elles ont l'habitude de se coucher, est couverte d'une couche épaisse de fiente durcie.

Une pareille négligence accuse l'ordre et la propreté de l'agriculteur, en même temps qu'elle compromet la santé de ses bêtes, car il est toujours essentiel de favoriser la transpiration cutanée, en débarrassant la peau de tout ce qui peut la gêner.

On prétend, il est vrai, que le pansement des vaches laitières nuit à la production du lait, en favorisant à ses dépens leur engraissement. Si cette assertion est exacte, on peut les soumettre à un pansement moins énergique, tout en les maintenant dans un état de propreté.

Il est bon de joindre en été à ce moyen hygiénique, des bains de rivière ou d'étang avant le repas du soir, mais il ne faut pas que l'eau soit trop froide ni que les animaux soient en sueur.

Régime des bêtes d'engrais.

Nous empruntons à la Maison rustique du XIXe siècle, le régime auquel les bêtes d'engrais doivent être sou-

mises jusqu'à l'époque des grands froids, régime qu'on ne saurait trop approuver. « Voici l'ordre dans lequel on
» administre les aliments : On nettoie les crèches et les
» râteliers, et on donne une brassée de bon foin de 10 à 15
» livres, à chaque couple de bœufs d'engrais. Lorsqu'ils
» ont mangé cette première brassée, on leur en donne
» une autre ; quelquefois même une troisième, si l'on a
» plus de foin que de choux, à 7 heures on les mène à
» l'abreuvoir, et on les contraint de rester le temps né-
» cessaire pour qu'on leur fasse une litière fraîche, qu'on
» nettoie leurs stalles et qu'on porte dans chaque crèche
» une brassée de feuilles de choux grandes et vertes. On
» les laisse alors rentrer. Lorsqu'ils ont mangé leur bras-
» sée de choux, on leur en donne souvent une seconde
» de suite ; puis une quantité de racines de navets, de
» pommes de terre et de betteraves, équivalant à une
» brassée de choux. On alterne ainsi jusqu'à ce que les
» animaux soient rassasiés : alors on enlève ce qu'ils ne
» cherchent plus à manger, on fait une litière, et on les
» laisse reposer jusqu'à midi, heure à laquelle on leur
» donne encore une ou deux brassées de feuilles de
» choux ; ce repas est suivi d'un autre repas qui dure
» jusqu'à trois heures. On commence alors le pansage,
» que l'on exécute de la même manière que celui du
» matin ; à 6 heures on se retire pour les laisser rumi-
» ner ; à 9 heures on donne à chaque couple une brassée
» de choux. »

Enfin les tourteaux d'huile forment une nourriture excellente. On peut en donner jusqu'à 7 et 8 kilogrammes à un bœuf, après les avoir écrasés et délayés dans un peu d'eau et mélangés avec du fourrage haché. Les tourteaux de colza et de navette sont inférieurs à ceux de lin et de noix ; ceux de faîne sont nuisibles.

De l'étable.

Il faut qu'une étable soit assez vaste pour que le bétail s'y trouve à l'aise. Elle ne doit pas avoir moins de trois mètres et demi à quatre mètres de hauteur. Au moyen de son exposition et de la disposition de ses ouvertures, elle sera bien aérée, chaude en hiver et fraîche en été. Le courant d'air que ses ouvertures ou soupiraux établissent, tout en chassant les vapeurs méphitiques, ne doit pas incommoder le bétail. D'ailleurs on devra pouvoir fermer à volonté toutes ses ouvertures ou soupiraux.

Quelques petites fenêtres garnies de vitres sont nécessaires pour donner un peu de jour dans l'étable lorsque le froid oblige de fermer les soupiraux.

Le fenil étant au-dessus de l'étable, le plafond de celle-ci est en planches, les joints de ces planches doivent être mastiqués avec de la terre grasse, afin que la poussière ne tombe pas sur le bétail, et d'un autre côté que les vapeurs humides qui montent de l'étable ne puissent, en pénétrant dans le fenil, détériorer le fourrage.

Le sol de l'étable doit être pavé, mais il est essentiel que les pavés soient assis sur un lit de ciment, et bien rejointoyés. On pourra substituer avantageusement le bitume au ciment.

Les murs et même le plafond seront blanchis à la chaux, cet enduit les rendra moins pénétrables aux émanations putrides ou insalubres.

Il est avantageux que le sol de l'étable soit un peu élevé au-dessus du terrain environnant, et la place consacrée au bétail doit avoir une pente d'un centimètre par mètre pour l'écoulement des urines. Plus grande cette pente gênerait le bétail et favoriserait l'avortement des vaches.

Derrière le bétail, et au bas de cette pente, on pratique une rigole qui conduit les liquides dans la fosse au fumier.

Une auge à fond arrondi sert de mangeoire. Le râtelier est inutile et quelquefois nuisible, en ce que le mouvement que fait la vache pour saisir le fourrage la dispose à l'avortement.

Une plate-forme, attenant à l'auge, recevra le fourra

ge sec, et servira en même temps de couloir au bouvier pour la distribution de la nourriture.

Dans quelques étables, chaque bête a une auge séparée dans d'autres elle est continue. Les auges séparés, seraient préférables, si elles n'exigeaient pas beaucoup de temps pour le nettoyage, mais en plaçant entre chaque tête de bétail un poteau chaque bête aura sa portion de mangeoire, et ne pourra empiéter sur les parts voisines.

Système d'aération.

Dans la construction des logements des animaux en général, il est un point essentiel que l'on néglige beaucoup trop dans nos campagnes, nous voulons parler de l'aération. Il est bien regrettable en effet de voir presque toutes les étables, écuries, bergeries avoir en guise de fenêtres, de petites lucarnes qu'on n'ouvre presque jamais. Les agriculteurs pensent en agissant ainsi, qu'ils préservent les animaux du froid, c'est une profonde erreur, ou plutôt une fausse idée qu'on ne saurait trop chercher à détruire ; il faut bien se pénétrer que les animaux supportent mieux le froid qu'une chaleur excessive, et qu'ils jouissent d'une bien autre santé dans un milieu tempéré dont l'air est sain, Une atmosphère corrompue nuit aux animaux, détériore leur constitution, les rend impressionnables aux causes des maladies, et des affections qui seraient bénignes sur un animal vivant dans un air impur, méphitique et chargé de miasmes.

Les vaches laitières, dans ces étables insalubres, y deviennent phthisiques et donnent du lait d'inférieure qualité ; les bœufs y engraissent plus vite, dit-on, mais leur chair est molle, peu sapide et les bouchers les paient bien moins cher que ceux engraissés en plein air dans de bons pâturages ; les élèves ne se développent pas, restent chétifs et ne pouvant acquérir leur entier développement, deviennent peu vigoureux et propres au travail.

Pour obvier à tous ces déplorables inconvénients, aérez donc vos étables, au lieu de ces lucarnes microscopiques ; pendant les beaux jours remplacez les vitres par des paillassons qui garantiront vos animaux du soleil et des insectes, enfin faites faire des barbacanes, des cheminées d'appel, et placez des ventilateurs.

Les barbacanes sont des ouvertures pratiquées dans le mur et près du sol, elles peuvent être fermées selon les besoins.

Les cheminées d'appel sont des cheminées ou tuyaux qui passent à travers la toiture et font communiquer l'intérieur de l'étable avec le dehors ; on peut également les fermer.

Les barbacanes et les cheminées d'appel doivent se correspondre et être placées de façon à ce que le courant d'air qu'elles établissent ne puissent gêner les animaux. Dans ce système d'aération commode et peu coûteux se trouvent réunis tous les avantages.

De la castration.

Le but de la castration du taureau est de rendre moins méchants et moins dangereux ceux qu'on consacre au travail, et en même temps de favoriser leur engraissement, lorsqu'on les destine à la boucherie.

C'est entre dix-huit mois et deux ans et demi qu'on châtre les taureaux, soit au printemps, soit en automne.

Le moyen le plus ordinairement employé est le bistournage, c'est-à-dire la torsion, deux ou trois fois répétée, des cordons qui attachent les testicules. Cette torsion oblitère les vaisseaux qui portent la nourriture dans cette partie. Les testicules s'atrophient et même finissent par disparaître.

Causes des maladies de l'espèce bovine.

Les causes prédisponsantes des maladies du gros bétail consistent principalement dans l'excès du travail qu'on leur impose, dans la mauvaise qualité des aliments, dans l'exposition trop prolongée à un air humide et trop chaud, ou bien à un air froid et également humide, ou encore dans l'action d'un air froid sur l'animal en sueur.

Outre ces causes, il en est d'immédiates, telles que l'infection par un virus, transmettant une maladie contagieuse, telle que le charbon.

Lorsqu'un bœuf a les yeux mornes et tristes, et qu'il est dégoûté de ses aliments, c'est un signe de l'invasion de quelque maladie. Il est bon alors d'étudier l'état des divers organes de l'animal. On examine la bouche, le ventre, la poitrine, la nature des excréments, des urines, et enfin tout ce qui peut mettre sur la voie de l'affection dont l'animal est attaqué.

Lorsqu'on présume que le dégoût et la langueur viennent d'un excès de fatigue, ou que la langueur qui accompagne le dégoût provient de ce que la bête a trop souffert du froid ou de la grande chaleur, on peut essayer de lui donner, matin et soir, une buvée composée de deux poignées de farine délayée dans trois litres d'eau, et pour nourriture un picotin de son humecté, mêlé d'une poignée d'avoine, et de l'herbe pour fourrage.

On prévient très-souvent les maladies en purgeant les bœufs deux ou trois fois dans l'année, et en choisissant pour cela le temps où ils travaillent le moins. On les prépare à la purgation par la diète des boissons déléyantes.

Charbon.

Le charbon ou *anthrax* est une maladie qui paraît d'abord locale. Elle commence par une petite élévation ou tumeur dure de la grosseur d'une fève, très-adhérente et fort douloureuse. Son volume augmente rapidement, au point d'égaler le tête d'un enfant, en quelques heures. Cette tumeur se montre fréquemment au poitrail, au fanon, à la pointe des épaules et sur les côtes. L'animal périt ordinairement en moins de vingt-quatre heures.

Quelquefois le charbon se manifeste par de simples

taches noires, livides ou blanchâtres ; la peau est soulevée et durcie. Cette variété du charbon a une marche moins rapide, mais les suites n'en sont pas moins fatales.

Les brouillards, les émanations des eaux corrompues, les étables situées dans des lieux bas et humides, les terrains où les animaux couchent par des nuits froides, succédant à des journées chaudes, sont la cause du charbon, qui attaque les bœufs, les moutons, les porcs et même la volaille.

Le seul moyen d'arrêter la maladie consiste dans l'extirpation de la tumeur, dès qu'elle commence à paraître, et dans la cautérisation profonde des chairs vives auxquelles elle était adhérente, par le moyen d'un fer chauffé à blanc. On lave ensuite plusieurs fois par jour la plaie avec de l'eau de javelle, dont le principe désinfectant est très-utile, et on fait prendre à l'intérieur un breuvage antiputride.

Le quinquina associé au camphre forme un excellent antiputride, mais son prix élevé empêchera souvent d'en faire usage.

La dose est de 62 grammes (2 onces) de quinquina jaune, dont on fait une décoction dans un litre d'eau. Au bout d'un quart d'heure on retire le vase du feu, on laisse refroidir, et, lorsque le breuvage n'est plus que tiède, on y ajoute 15 grammes de camphre dissous dans un poids égal d'alcool.

La variété du charbon dont nous avons parlé plus haut, et qui se manifeste par des taches livides ou noires, exige un autre traitement. Il consiste en scarifications, en lotions avec l'essence de térébenthine, et en application de quinquina en poudre et de poussière de charbon.

Il faut bien se garder d'opérer ou même de toucher un animal atteint du charbon, sans avoir un gant de peau, car cette terrible maladie se communique à l'homme.

Le bœuf est également sujet au charbon à la langue ou *glossanthrax*. Il se traite par l'enlèvement des parties gangrénées et par des lotions, répétées cinq ou six fois par jour, avec de l'eau de javelle ou de l'acide sulférique étendu dans dix fois son poids d'eau, Des lotions d'une forte dose de quinquina sont également utiles.

Le *typhus charbonneux* est une variété de charbon qui est toujours précédé par une fièvre très-forte. On le traite de même par les antiseptiques.

L'autorité a prescrit des mesures très-sévères pour la séquestration des animaux charbonneux.

Contusions, plaies.

Les contusions ou meurtrissures, lorsqu'elles sont légères, ne demandent aucun traitement, mais si elles sont graves il faut, dans les premiers moments, appliquer sur la partie contuse des substances réfrigérentes et instringentes, qui puissent y empêcher l'afflux du sang. Telles sont l'eau froide, l'extrait de saturne, une solution de sulfate de fer (vitriol vert) ; mais si l'accident date de plus de deux jours, on y applique un cataplasme émollient de farine de graine de lin.

Quelquefois on ajoute à la graine de lin une petite poignée de feuilles de jusquiame ou de belladone, dont la propriété sédative et stupéfiante convient dans quelques circonstances.

Lorsque la fièvre se déclare, on a recours à la saignée, aux breuvages rafraîchissants et à la diète. Une décoction de son et de têtes de pavot donnée en lavement, est également utile.

Si la constusion se termine par la suppuration, elle devient un abcès.

Engravée.

L'engravée est une enflammation du pied, le plus souvent déterminée par des graviers ou autres corps étrangers qui se sont enchassés entre les onglons. Il en résulte de l'inflammation, de la douleur, du gonflement dans le pied et l'animal boîte. Si dans cet état on le force à marcher, il peut devenir fourbu. Souvent l'engravée produit des blimes, c'est-à-dire une contusion à la sole

qui donne naissanco à une suppuration, l'enflure des
paturons et de la couronne. Enfin la chute du sabot peut
être la suite de la fourbure. Le repos, des bains de pieds
et des cataplasmes émollients suffisent pour dissiper
l'engravée. Cependant il est bon do faire ferrer le bœuf,
afin d'éviter une rechute s'il a encore une longue route
à parcourir.

Entérite dyssentérique.

Cette grave maladie, qui consiste en une inflammation de la membrane muqueuse des intestins, peut être
produite par de mauvais aliments, tels que, des foins
moisis, rouillés, les mauvaises eaux, une grande humi-
dité de la saison, et plusieurs autres causes auxquelles
on peut ajouter, au premier rang, l'insalubrité des étables et des exhalaisons marécageuses.

Les symptômes consistent dans les déjections liquides
fréquentes et involontaires, mêlées de sang et d'une
odeur fétide, la perte de l'appétit, la chaleur de la bouche,
la dureté du pouls et la rougeur des yeux.

Le traitement consiste dans la suppression des causes
probables de la maladie, dans la diète, dans la saignée,
si la maladie est accompagnée de fièvre, et enfin dans les
breuvages opiacés ou astringents si des boissons émollientes n'arrêtent pas la diarrhée.

On peut également employer, pour arrêter la diarrhée
des décoctions de riz et d'amidon.

Épilepsie.

C'est une maladie nerveuse qui se manifeste à certains
intervalles par des mouvements convulsifs d'une grande
violence.

Érysipèle.

C'est une maladie inflammatoire de la peau, accompagnée de chaleur, de démangeaison, et quelquefois de
douleur. On la reconnaît à une couleur d'un rouge jaunâ-
tre qu'on aperçoit en écartant les poils. Cette affection

change souvent de place, mais elle affecte le plus souvent la tête et les jambes.

Esquinancie inflammatoire, ou mal de gosier

C'est une maladie aiguë qu'on reconnaît au frisson, à la fiévre violente de l'animal et au gonflement phlegmoneux du gosier ; ses oreilles, ses cornes et ses extrémités sont très-chaudes ; ses flancs sont agités ; sa respiration et sa déglutition sont gênées, enfin il paraît triste et abattu.

Equinancie gangreneuse.

Cette maladie , quelquefois épizootique et réputée contagieuse, attaque fréquemment les jeunes bêtes à cornes, et même les veaux.

Fourbure.

La fourbure, chez les bêtes à cornes, est produite par les mêmes causes que chez les chevaux, son traitement est le même.

Gangrène.

Tout le monde sait que la gangrène est la mortification d'une partie quelconque du corps de l'animal. Cette absence de la vie est indiquée par la couleur noire de la peau, par l'odeur cadavérique de la partie gangrénée, et par l'absence de la sensibilité, du mouvement et de la chaleur.

Gastro-entérite.

Maladie très-grave qui procède par l'inflammation de la membrane muqueuse de l'estomac et des intestins. Elle est ordinairement causée par le séjour dans un endroit insalubre, par un refroidissement subit, de mauvais aliments, l'excès de travail, etc. Les symptômes sont nombreux et varient suivant le caractère de la maladie.

En général il y a perte d'appétit, rougeur de la langue à la pointe et sur les bords, soif ardente, salive épaisse et rare, rougeur des yeux, fréquence du pouls ; quelquefois diarrhée, faiblesse, sommolence, d'autres fois convulsions, fureur, etc.

Les moyens généraux sont des saignées, des breuvages adoucissants ou acidulés, auquel on fait succéder, lorsque la maladie tire à sa fin, des décoctions de racine de gentiane ou de tenaisie.

Au reste, comme cette maladie est très-sérieuse et sa marche rapide, il est indispensable d'avoir recours à un vétérinaire.

Inflammation des mamelles.

Cette maladie, assez fréquente chez les vaches, provient souvent d'une trop grande abondance de lait ; soit que cette abondance résulte d'un sevrage trop brusque, ou de la négligence qu'on a mis à traire l'animal. Il faut ajouter à ces causes les coups de tête du veau, les piqûres d'insectes, etc.

Dans le début de la maladie, on doit vider les mamelles et avoir recours aux lotions émollientes, telles qu'une infusion de fleurs, ou une décoction de racine de guimauve ou de graine de lin. Si néanmoins le mal augmente, il faut employer la saignée et la lotion calmante Lorsqu'il se forme des abcès, on les ouvre avec un bistouri et on les panse avec de l'onguent populéum, après avoir détergé le foyer de l'abcès avec du vin mêlé de moitié d'eau ; cette lotion doit être tiède.

Limace.

C'est un ulcère situé entre les deux onglons du pied, et produit le plus souvent par la malpropreté des étables, ou par des graviers, ou autres corps irritants, logés entre les onglons.

Maladie des bois.

Cette maladie, que l'on nomme également mal de brou, est causée, à ce que l'on prétend, par les jeunes feuilles d'arbres, et particulièrement les bourgeons de chêne que les animaux broutent quelquefois au printemps.

Pissement du sang.

Cette maladie, particulière aux bêtes à cornes, est occasionnée, à ce que l'on croit, par des causes analogues à celles qui produisent le mal de brou, c'est-à-dire par les jeunes pousses des haies qui enclosent souvent les pâturages et qui sont le plus généralement formées de hêtre, de charme ou de chêne. Les symptômes sont également analogues aux premiers symptômes du mal de brou ; on remarque de plus la couleur de l'urine, d'abord d'un jaune rougeâtre et puis tout à fait sanguinolente. La faiblesse de l'animal devient extrême ; il reste couché et ne tarde pas à mourir, si on ne porte remède au mal.

Dès le commencement de la maladie, il faut pratiquer de petites saignées, tenir l'animal à la diète et au régime rafraîchissant indiqué pour le mal de brou. On ajoute un peu de nitre aux breuvages émollients, et l'on applique sur les reins des cataplasmes adoucissants, composés de farine de graine de lin et de feuilles de mauve.

Pommelière ou pneumonie chronique des vaches.

La pommelière est une phthisie tuberculeuse analogue à celle qui attaque l'homme, et qui sévit surtout sur les vaches laitières.

Vers, maladies vermineuses.

Les vers intestinaux se développent, soit dans l'estomac, soit dans les intestins, sous l'influence de causes inconnues ; quelquefois l'animal ne paraît pas en souffrir, d'autres fois ils irritent la membrane muqueuse qui revêt l'estomac et les intestins, et donnent lieu à des coliques et à la diarrhée. On reconnaît la présence du ver aux démangeaisons que l'animal éprouve au bout du nez et à l'anus, à sa langue chargée, à son appétit qui varie souvent, à ses pupilles dilatées ; mais la marque la plus certaine de l'affection vermineuse, et même la seule qui soit certaine, est la présence des vers dans les excréments.

Rage.

La rage ne se déclare spontanément que chez les chiens et les loups, mais ils transmettent cette maladie à l'homme et aux autres animaux par leur morsure, ou plutôt par l'action de la bave. Si le bœuf est mordu par un chien enragé, il faut se hâter de cautériser profondément la plaie, avec un fer chauffé à blanc ; le moindre retard est funeste, car le virus rabieux est promptement absorbé, la plaie étant soigneusement cautérisée, on la panse, après l'avoir bien lavée, avec de l'onguent vésicatoire, et on la fait suppurer pendant un mois.

Évaluation du poids des bœufs (*rendement net en viande*) **par la mesure du périmètre de la poitrine.**

Cette méthode ingénieuse a été publiée par M. Mathieu de Donsbale, qui la tenait d'un agriculteur.

On se procure une ficelle cirée, et l'on y fait des nœuds aux distances suivantes :

Le premier nœud se fait à un mètre 820 millimètres du bout de la ficelle : cette mesure correspond à celle d'un bœuf du poids de 175 kilogrammes,

Le second nœud à 73 millimètres du premier.

Le troisième à 72 millimètres de celui-ci.

Le quatrième à 71 mill.

Le cinquième à 69 mill.

Le sixième à 65 mill.

Le septième à 61 mill.

Le huitième à 59 mill.

Ainsi la circonférence d'un bœuf de 175 kilogrammes étant de 1 mètre 820 mill.

Celle du bœuf de 200 kil. sera	1 mètre	893 m.
—	— de 225 kil.	1 mètre	965 m.
—	— de 250 kil.	2 mètres	36 m.
—	— de 275 kil.	2 mètres	105 m.
—	— de 300 kil.	2 mètres	170 m.
—	— de 325 kil.	2 mètres	231 m.
—	— de 350 kil.	2 mètres	290 m.

Voici actuellement comment on procède au mesurage. Le mesureur place le bout de la ficelle sur le garrot, du côté gauche de l'animal : on passe l'autre bout entre les deux jambes de devant du bœuf. Un aide prend ce bout et le fait remonter de l'autre côté de l'animal, le long du plat de l'épaule droite, et il réunit la ficelle à l'extrémité déjà placée sur le garrot. Le mesureur ayant pincé la mesure à l'endroit de la jonction, remarque le point où se fait cette jonction, et compte le nombre de nœuds compris entre les deux extrémités de la mesure prise. Pour arriver à la connaissance exacte du poids, il doit évaluer à l'œil les fractions intermédiaires, si la jonction se fait entre deux nœuds.

Il est indispensable que l'animal ne change pas de position pendant la mesure, et que ses jambes soient droites et sa tête dans la position ordinaire.

Voici, d'après la Maison rustique du XIX° siècle le rapport du poids brut de l'animal avec le rendement en viande et en suif.

« Chez un animal en chair, mais qui n'a pas encore pris de graisse, pour ch. quintal. l. de v. 52 à 55 l. de s. 4 à 5

» Pour un bœuf demi-gras, 55 à 60 5 à 8
» Chez un bœuf fin gras, 60 à 65 6 à 12

Il faut en général compter 9 à 10 livres de peau (4 1[2 à 5 kilogrammes) par quintal. Plus l'animal est petit et maigre, plus la proportion de peau est forte.

Choix des vaches laitières. Méthode Guénon

La découverte la plus importante dont l'industrie agricole se soit enrichie dans le XIX° siécle, est due à un simple paysan, au sieur Guénon, de Libourne (Gironde). Il nous a révélé le secret de distinguer à des signes matériels, apparents, palpables, constants et invariables, les bonnes vaches laitières des mauvaises, et le dégré des diverses qualités par lesquelles elles se distinguent. Nulle découverte aussi simple n'est susceptible d'exercer une aussi grande et aussi rapide influence sur l'accroissement de la richesse publique. On compte par centaine de mille les vaches qui, pour une ration de nourriture déterminée, ne rendent pas au cultivateur le quart de ce qu'il obtiendrait des vaches choisies par la méthode Guénon. Et ce qui fait l'importance incalculable de cette méthode, c'est qu'elle s'applique aux animaux les plus jeunes comme aux adultes; qu'elle permet de choisir parmi les veaux, les femelles qu'on serait disposé de livrer à la boucherie; les laitières de grande distinction et qu'elle peut prévenir la faute, qui se commet si souvent, d'élever des génisses qui ne seront jamais que de très-mauvaises laitières.

C'est donc, en deux mots, le véritable moyen jusqu'ici ignoré de régénérer, au point de vue de la production du lait, la race d'animaux dont le perfectionnement importe le plus au progrès de l'économie rurale.

Le travail des femelles bovines n'est qu'un accessoire, et le principal revenu qu'elles procurent provient du veau et du lait dans l'immense majorité des cas ; voyons donc quels sont les signes qui annoncent chez une vache une abondante sécrétion de lait : et d'abord nous dirons que ces signes sont variables et qu'on peut rencontrer comme bonnes laitières de très-belles vaches aux formes arrondies (celles de Suisse, de Durham), et des vaches mal faites aux formes dures, aux os saillants (Hollandaises, Flamandes). Cependant d'une manière générale ce sont les plus maigres et les plus minces du troupeau qui donnent le plus de lait, et nous les recommanderons aux cultivateurs, car ces vaches ne sont souvent dans cet état que parce qu'elles sont épuisées par une sécrétion abondante de lait.

Les conditions suivantes doivent être recherchées dans une bête qu'on destine à la production du lait : autant que possible, on s'assurera qu'elle est d'une bonne race, née d'un taureau jeune; elle doit avoir la tête mince, allongée, les cornes grêles et de couleur claire, un corps élancé, le dos droit, les reins larges, le bassin ample, ce qui est indiqué par l'écartement des hanches, le pis grand peu charnu, flasque après la traite, la peau fine et le poil roux.

Voilà pour les caractères généraux.

Pour les signes particuliers :

Les veines abdominales devront être grasses, bien apparentes, les trous par lesquels elles pénétrent dans le corps, appelés improprement portes du lait, sont larges et bien ouverts, car la grosseur des veines indique le retour au cœur d'une grande quantité de sang, qui est venu dans la même proportion fournir aux mamelles les principes de la sécrétion du lait. Sur le pis on devra également constater de grosses veines tortueuses, et cet organe dont les quatre mamelons seront bien développés, devra être recouvert d'un duvet fin et serré.

Mais le caractère par excellence que nous devons à Guénon, est celui qui nous est donné par le poil du périnée.

Ces poils suivent ordinairement une direction opposée à celles des autres, ils vont en remontant du bas vers le haut, et ils constituent ce que Guénon appelle *épi, gravure, écusson.*

En général l'écusson présente deux parties, l'une qui, du milieu des mamelons s'étend sous le ventre jusqu'au nombril, l'autre partant de la face interne des jarrets, remonte le long de la face interne des cuisses, du périné jusqu'à la vulve dans certaines vaches (Guénon). C'est d'après ces écussons que Guénon range les vaches en dix classes ou familles, lesquelles se divisent chacune en six ordres snbdivisés eux-mêmes en trois sections d'après la taille grande, moyenne ou petite des animaux.

« D'après les nombreuses observations de l'auteur, toutes les vaches appartiennent à l'une de ces classes ou familles, et entrent dans l'un des ordres désignés. Chaque classe possède des marques différentes de forme et de grandeur, qui sont très-faciles à distinguer à la simple inspection. »

« Selon lui, les vaches des premiers ordres de chaque classe sont les meilleures, et leur produit en lait est toujours proportionné à leur ordre, de manière que les deux premiers sont les plus productifs, le troisième et lé quatriéme passablement bons, et les autres en proportion. »

Voici comment l'auteur de cette découverte s'exprime sur la valeur de la gravure : « Les épis formés par le
» contre-poil à droite et à gauche de la vulve, ont leurs
» propriétés ; ils correspondent au sac, au réservoir du
» lait placé dans l'intérieur de la bête, et qui est tou-
» jours dans un rapport admirable avec ces épis, de telle
» sorte qu'on peut toujours, sans risque de se tromper,
» décider que si la gravure aux écussons est grande, le
» réservoir du lait est grand, et par suite le produit
» abondant, que si au contraire la gravure est petite, le
» réservoir est petit, et partant, le produit inférieur. »

Dans les épis, plus le poil sera fin, court et soyeux, plus le lait sera bon, surtout si la peau en cet endroit est jaune, grasse et onctueuse au toucher. Les vaches au contraire, dont la peau est blanche et le poil clerc-semé, donneront un lait séreux et maigre.

Il faut rechercher des épis séguliers et symétriques ; les vaches qui ont un défaut de contre-poil dans l'écus-son, quelle qu'en soit la direction, comme du poil descen-dant, ou allant de côté, sont défectueuses et annoncent un défaut de produit.

Si ces défectuosités se trouvent à gauche ou à droite de la vulve, elles indiquent que la vache perd son lait.

Enfin, M. Guénon appelle *son* la matière furfuracée qui se détache quand on frotte les épis, et il indique le son comme étant en rapport avec le lait. En voici la rai-son : ce son n'est autre chose que la matière sébacée qui a subi la dessication à l'air ; il indique que les fonctions de la peau s'exécutent parfaitement, condition indispen-sable pour une abondante sécrétion de lait.

En résumé, plus l'écusson sera régulier, large, étendu, plus la vache sera bonne laitière. Aujourd'hui que le système dont Guénon fit longtemps son secret, est devenu public, on a cherché à faire produire sur l'animal de faux écussons et à tromper ainsi l'acheteur ; l'agriculteur devra donc se mettre en garde contre ces ruses déloyales, et s'assurer si l'écusson n'est pas artificiel ; pour cela, on écartera les plis que forme la peau à cette région, et en regardant de près, on reconnaîtra facilement la fraude, car les poils auront été coupés, brûlés même, et collés dans une direction qui n'est pas la leur.

Enfin, nous terminons en disant que la vache doit être patiente, non-chatouilleuse, aimant les caresses et se laissant traire par la première personne venue.

DU CHEVAL

Après le bœuf, le cheval, au point de vue agricole, est le plus utile de nos animaux domestiques, du moins dans les départements où on l'emploie au labourage et aux charrois.

De l'âge du cheval.

Les dents du cheval sont au nombre de trente-six à quarante-quatre, savoir : douze incisives, quatre angulaires ou crochets, et vingt-quatre molaires. Les dents de devant ou incisives sont au nombre de douze, six à la mâchoire supérieure, et six à la mâchoire inférieure. On les distingue en dents caduques et dents de remplacement.

Les *dents mâchelières* sont au nombre de vingt-quatre, douze en dessous et douze en dessus, en quatre rangées. Les chevaux ont de plus, quatre canines appelées *crochets* qui manquent aux juments. Entre les dents de devant et les mâchelières, les os de la mâchoire inférieure ne sont recouverts que par une chair vermeille. Ce sont sur ces espaces vides, appelés *barres*, que porte le mors, ainsi que nous l'avons déjà dit.

Peu de temps après sa naissance, il vient au poulain douze dents de lait qui sont courtes et blanches. Il garde ces dents jusqu'à trente mois.

A deux ans et demi ou trois ans, il tombe deux dents du milieu de chaque mâchoire. En quinze jours il en revient d'autres à leur place, moins blanches, plus fortes, creuses et noires au milieu ; on les nomme *pinces*.

A trois ans et demi, les deux dents de lait qui sont à côté des deux pinces de chaque mâchoire, et qui se nomment les *mitoyennes*, tombent, et quinze jours après, il en vient d'autres de la consistance des pinces. Alors le cheval a encore quatre dents de lait, deux en haut et deux en bas ; le creux de la pince est à demi-usé. A cet âge paraissent les crochets d'es bas, — à quatre ans et demi les deux dernières dents de lait qui se nomment *les coins*, parce qu'elles terminent de chaque côté les dents de devant, tombent, et il en vient d'autres à leur place qui sont creuses ou noires. Avant cinq ans, les coins ne dépassent pas les gencives.

A cinq ans, un cheval a donc toutes ses dents incisives d'adulte. Les coins sont de niveau avec les mitoyennes. Le bord antérieur des mitoyennes est légèrement usé. Les pinces sont presque totalement rasées.

A cinq ans et demie, les coins, toujours creux, sont sortis de quatre millimètres ; de cinq ans et demi à six ans, ils se montrent de la hauteur de quinze millimètres et ne représentent plus qu'un petit creux noir.

Il est nécessaire d'expliquer ici ce qu'on entend par le rasement d'une dent.

Les incisives de remplacemect présentent la forme d'un cône renversé et un peu aplati ; l'extrémité de leur partie libre, c'est-à-dire celles par où elles se mettent en contact, offre un creux plus ou moins profond selon l'âge. Cette cavité est circonscrite par bords tranchants du cornet dentaire extérieur, et par ceux du cornet dentaire intérieur. Cette cavité se remplit d'une matière noirâtre, nommée *ge; me de fève*. A mesure que l'animal acquiert de l'âge, les bords supérieurs s'usent, et lorsqu'ils sont de niveau, la partie supérieure de la dent prend le nom de *table dentaire*. La tache noire s'efface, et les creux se remplissent, c'est ce qu'on appelle *rasement de la dent*.

A six ans, les bords antérieurs des coins sont nivelés ; les mitoyennes presque entièrement rasées, et les pinces, qui ont acquis toute leur longueur, le sont complétement.

A sept ans, rasement complet des mitoyennes et des pinces. Les coins présentent une échancrure au bord supérieur, le creux est peu apparent. .

A huit ans, le creux, ainsi que la marque noire, aura disparu. On dit alors que le cheval a *rasé*. Les dents sont devenues ovales et la cavité est remplacée par le cul-de-sac du cornet dentaire intérieur.

A neuf ans, la table des pinces inférieures commence à s'arrondir. La forme ovale des mitoyennes et des coins tend à se rapprocher de la forme arrondie.

A dix ans, arrondissement des mitoyennes, le bord du cornet intérieur se rapproche du bord supérieur externe de la dent. On commence à voir l'étoile radicale et le cul-de-sac du cornet externe.

A onze ans, arrondissement des coins.

A douze ans, toutes les incisives sont arrondies dans la mâchoire inférieure. L'émail central a disparu. Il persiste encore dans la mâchoire supérieure.

A treize ans, les pinces commencent à se rapprocher de la forme triangulaire. L'émail central a disparu dans les coins de la mâchoire supérieure.

A quatorze ans, la forme triangulaire est bien prononcée dans les pinces et commence dans les mitoyennes.

A quinze ans, les mitoyennes sont devenues triangulaires.

A seize ans, toutes les dents de la mâchoire inférieure sont triangulaires.

A dix-sept ans, les dents présentent la forme d'un triangle équilatéral, c'est-à-dire que leurs trois côtés sont d'une longueur égale.

A dix-huit ans, le triangle se rétrécit et sa hauteur augmente dans les pinces.

De dix-neuf à ving-et-un ans, les dents des côtés s'aplatissent successivement, à commencer par les pinces.

LA SANTÉ DES BESTIAUX

PRÉSERVATIF CONTRE L'AVORTEMENT

Si vous voulez éviter les maladies et les mortalités de vos bestiaux, si vous voulez conserver leur santé, il faut : les bouchonner, les brosser, les étriller, les entretenir toujours très-propres, donner de l'air, assainir vos étables, écuries, porcheries et bergeries, blanchir les murs des étables et des écuries tous les ans, avec de la chaux éteinte, saler la nourriture de tous vos animaux, rien n'est plus facile ; il suffit de jeter une poignée de sel tous les jours dans un seau plein d'eau et d'en arroser le foin, la paille, et tout ce que vous donnez à vos bêtes.

Il faut varier, mélanger souvent la nourriture, donner souvent à manger, peu à la fois, toujours aux mêmes heures.

Evitez de donner le foin frais récolté. il engendre de graves maladies lorsqu'il n'a pas assez fermenté.

Evitez les courants d'air et les refroidissements subits.

Evitez aussi de donner à boire l'eau du puits, trop fraîche pendant l'été. c'est très-dangereux, surtout pour les chevaux ; cela les rend poussifs, morveux, et leur fait perdre la vue.

Evitez encore l'eau malpropre, corrompue, des mauvais abreuvoirs.

Si, malgré toutes ces précautions, la maladie vient atteindre vos animaux, appelez un bon vétérinaire ; spé-

cialement celui que vous employez choisi par notre société
peut les soigner mais en attendant. frictionnez énergique-
ment les reins et les jambes de la bête malade. Le sel, les
évacuations et le miel dans ces occasions réu-sissent bien.

Prenez la langue de la vache et du bœuf, faites-le baver ;
souvent ce moyen est excellent. Pour le faire baver, il
faut lui frotter la langue avec un poreau trempé d'eau salée
et saturée de poivre.

Empêchez les vaches pleines d'aller paître sur la gelée
blanche du matin, ce qui les fait souvent avorter.

Empêchez aussi que vos bestiaux subissent de mauvais
traitements, reçoivent des coups, il peut en résulter des
maladies et de graves accidents.

NOURRITURE DU BÉTAIL

Faire des soupes pour toutes les bêtes en hachant menu
du foin, de la paille, des choux, des betteraves, du marc
de pommes, emplir des barriques avec cette nourriture
que vous arrosez avec de l'eau bouillante un peu salée,
cette soupe entretient les bestiaux en bon état.

Si vous voulez que votre bétail mange avec bon appétit,
il faut saler sa nourriture en jetant tous les jours une
poignée de gros sel dans un seau d'eau, et avec un balai
ou une balayette, vous arrosez la paille, le foin, les choux
et toute la nourriture de vos bêtes ; nourries ainsi, vos
vaches vous donneront beaucoup plus de lait et de beurre.

Il faut aussi chaque jour étriller et brosser vos vaches
et jamais ne leur laisser d'ordures ni de boue s'attacher à
leurs cuisses, à leur ventre et à leur poil.

Pour engraisser promptement les cochons, il faut
les entretenir très-propres et très-chaudement, les brosser
deux fois la semaine avec une brosse de bruyère trempée
dans de l'eau tiède et dans laquelle vous y jetterez une
poignée de cendre ; vous leur donnerez de la nourriture
toujours aigre, chaude et salée, vous leur ferez faire

quatre repas par jour et toujours aux mêmes heures;
il vaut mieux donner peu de nourriture à la fois et en
donner plus souvent, ainsi ils n'en laissent pas, sont toujours en appétit, et engraissent plus promptement.

CONSERVATION DU MARC DE POMMES. — MOYEN D'EN FAIRE UNE BONNE NOURRITURE ET UN BON ENGRAIS

Creusez une fosse dans un endroit sec, emplissez-la
avec le marc de pommes bien foulé à mesure qu'il sort du
pressoir, couvrez-le d'une forte couche de terre, ainsi il
se conserve bien. On en fait cuire avec la nourriture des
cochons; il les engraisse, nourrit très-bien les vaches;
étant mélangé avec de la chaux et du terrois, le marc
de pommes donne un bon engrais.

SIGNES DES BONNES VACHES A LAIT ET A BEURRE

Lorsque vous achetez une vache, regardez si les
veines à lait de dessous le ventre sont grosses et font
le zig-zag, si les fontaines sont grandes, voilà de
bons signes.

Regardez si la tête est petite, le cou mince, la
peau de l'aneille fine, mince, flexible, bien développée
couverte de veines visibles à l'œil, voilà de bonnes
laitières.

Regardez si le poil est doux et court, le caractère
tranquille, les hanches écartées, la croupe basse,
les tétines de moyenne grosseur et égales, le ventre
gros et abattu, les jambes courtes, voilà encore de
bons signes.

Regardez si l'écusson est bien développé ; c'est le
poil fin montant derrière les cuisses jusque sous la

queue, plus cet écusson est large et égal montant des deux côtés, plus la vache est bonne.

Regardez si elle a des taches noires à la langue et au palais, signe de bonne laitière.

Regardez si elle a le carreau, c'est une dureté qui se trouve au bas de la peau qui tombe entre les jambes de devant, nommée fanon, signe certain d'une bonne laitière.

Les bonnes vaches de service se tiennent presque toujours plutôt maigres que grasses.

MOYEN DE FAIRE RETENIR LES VACHES

Lorsqu'une vache a vu plusieurs fois un taureau sans retenir, regardez à l'entrée de la nature, si vous y apercevez une espèce de verrue, un petit bouton, piquez ce bouton, avec une épingle, alors la vache retiendra.

La racine de Galanga, rapée dans le breuvage de la vache, réussit à la faire retenir; elle se vend chez tous les pharmaciens et droguistes,

MOYEN DE FAIRE DE TRÈS-BON BEURRE

D'abord, il faut entretenir vos vaches très-propres, les brosser chaque jour, laver l'aneille avec de l'eau tiède avant de les tirer, surtout n'en laissez pas, car le dernier lait est plus crémeux que le premier tiré.

Aussitôt le lait tiré, passez-le finement et de suite; portez-le à la laiterie dans des pots de terre fine et bien échaudés.

Ribottez le plus souvent possible si vous craignez d'avoir du beurre blanc, alors vous mettez dans la crême un peu de jus de belles carottes rouges; le jus de carotte améliore le beurre, avance sa fabrication, aide à sa conservation et lui donne un goût délicat.

Lorsque votre beurre sera bien égoutté, bien lavé, couvrez-le d'un double linge fin mouillé.

REMÈDE POUR GUÉRIR LES VACHES ET LES BŒUFS QUI TOUSSENT

Prendre la langue de l'animal pour le faire baver, ce qui le purge, vous lui frottez la langue avec un poreau trempé d'eau salée et saturé de poivre, versez de l'urine fraîche dans son breuvage le matin, salez sa nourriture, le brosser et nettoyer tous les jours, lui faire une bonne litière et bientôt la santé reviendra.

DESTRUCTION DE LA VERMINE DU BETAIL

Prendre du lait de beurre, y ajouter du tabac à priser, en frotter l'animal.

POUR EMPÊCHER LES MOUCHES DE TOURMENTER LES BESTIAUX L'ÉTÉ

Frotter les bestiaux avec du jus de feuilles de citrouilles, de noyers et d'oignons, les mouches n'en approcheront plus.

On peut aussi les frotter avec de l'huile concrète de laurier ou les lotionner avec de l'assa fœtida solutionnée dans un verre de vinaigre et deux verres d'eau.

TRANCHÉES DU CHEVAL. — Si votre cheval après une course, étant en sueur, on lui donne de l'eau froide qui lui occasionne des tranchées ou coliques, enfoncez-lui dans le vachin votre bras, vous le guérirez.

Le Mans. — Typ. Beauvais, rue de Quatre-Roues, 32.

9 782329 303987